LE CIMETIÈRE

DE

MÉRY-SUR-OISE

LE CIMETIÈRE

DE MÉRY-SUR-OISE

ET LES

SÉPULTURES EN GÉNÉRAL

NOUVEAUX MOYENS DE DÉSINFECTER LES CORPS
D'EMPÊCHER LEUR ALTÉRATION PUTRIDE
ET DE PRÉVENIR LES MALADIES CONTAGIEUSES AUXQUELLES
ILS PEUVENT DONNER NAISSANCE

PAR LE

Dʳ F. JULES LEMAIRE

Lauréat de l'Institut de France
Chevalier de l'ordre d'Isabelle la Catholique
Membre de la Société des gens de lettres ; des Sociétés médico-chirurgicale
et des sciences médicales de Paris
De la Société d'émulation pour les sciences pharmaceutiques
Ex pharmacien interne des hôpitaux de Paris

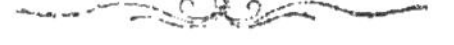

PARIS

GERMER-BAILLIÈRE, LIBRAIRE-ÉDITEUR

17, RUE DE L'ÉCOLE DE MÉDECINE

1869

INTRODUCTION

Une importante question d'hygiène publique, dépen-
dante de la religion, occupe et émeut vivement, en ce
moment, la population parisienne et son gouvernement.

Paris, dont la vaste surface a presque entièrement
servi de sépulture (1) aux générations éteintes, n'a
plus de place pour enterrer ses morts.

Malgré l'étendue considérable des cimetières de l'Est,
du Nord et du Sud, ouverts ou agrandis au commencement de ce siècle; malgré l'annexion des cimetières
de l'ancienne banlieue, le flot des morts et des vivants,
montant toujours, les a envahis, ainsi que leur voisinage, et le terrain manque ou est sur le point de man-
quer partout.

La gravité de cette situation n'a pas échappé à la
prévoyance de la municipalité de Paris. Elle lui a fait
rechercher, depuis assez longtemps déjà, le moyen d'y
remédier. Les études qu'elle a fait faire l'ont conduit à
proposer d'établir un cimetière dans un vaste emplacement (850 hectares environ), situé à Méry-sur-Oise, à

---

(1) Au commencement du xv* siècle, il existait à Paris 102 éta-
blissements religieux, églises, abbayes, oratoires ou chapelles, qui
avaient chacun un cimetière comme une de leur dépeudance
obligée.

En 1780, on comptait encore à Paris 18 grands cimetières.

22 kilomètres de Paris. Cette distance considérable, qui serait franchie rapidement par un chemin de fer, nécessitera de grandes modifications dans les habitudes des familles et dans le service des inhumations. Depuis que ce projet est connu, il a fait naître de nombreuses réclamations. De vives discussions ont eu lieu à ce propos dans la presse.

Le projet a des adversaires et des approbateurs. Tous invoquent de bonnes raisons pour le combattre ou pour le défendre; mais comme l'a dit un de mes confrères, M. Amédée Latour : « Tout le monde s'occupe de la question des cimetières de Paris, mais personne ne pense à se poser cette question bien simple pourtant : « Que faire des morts? (1) »

Oui, que faire des morts, et surtout sans déplaire ni nuire aux vivants. Ce sont les points difficiles à résoudre que présente ce problème.

On peut être assuré à l'avance que, quel que soit le lieu choisi pour ouvrir ce cimetière, on déplaira à la population riveraine et même à celle qui en sera éloignée de plusieurs kilomètres.

J'habite une nouvelle commune de la banlieue, qui possède environ trois mille habitants. On l'a formée tout récemment aux dépens de quatre communes riveraines. Il lui a fallu ouvrir un cimetière. Elle a eu beaucoup de peine non-seulement à trouver un terrain convenable, mais encore à décider les propriétaires à le lui vendre. On parvint à s'entendre : l'achat fut conclu. Alors une vive opposition fut faite par les propriétaires riverains.

____

(1) *Union médicale*, 3 novembre 1868.

Le voisinage d'un cimetière n'est agréable pour personne, soit à cause des émanations fétides qui s'en dégagent, soit par son aspect lugubre.

Des habitants éloignés de plusieurs kilomètres de l'emplacement choisi à Méry, pour le cimetière de Paris, n'ont-ils pas protesté en disant que l'on allait transformer la riante vallée de Montmorency en *vallée des tombeaux !*

Mais à ceux qui combattent le projet en invoquant la grande distance de Paris et l'aspect lugubre que doit donner le champ de repos de Méry à tout son voisinage, la municipalité peut répondre : je comprends et j'apprécie vos observations, mais que faire des morts? N'oubliez pas que tous les ans il nous faut près de soixante mille places pour inhumer les morts de Paris.

La science s'est enrichie, dans ces dernières années, de faits importants qui, selon moi, permettent de placer les cimetières dans des conditions nouvelles de salubrité, inconnues jusqu'à ce jour. On peut, en rendant obligatoire l'usage de certains moyens éprouvés, peu dispendieux, faciles à employer, dont j'ai proposé l'emploi depuis six ans, les placer dans des localités où l'on ne peut les établir aujourd'hui sans danger en suivant l'ancienne coutume des inhumations.

L'application de ces procédés que je vais soumettre de nouveau à l'appréciation de M. le Préfet de la Seine, me paraît permettre de concilier les sentiments pieux des familles avec le devoir de l'administration municipale, qui est d'assurer le service des inhumations et de sauvegarder la salubrité publique. Comme ces moyens sont applicables aux inhumations et aux cimetières de toutes les nations, de toutes les cités françaises, ainsi qu'à celui de Méry en particulier, si son ouverture est décidée, il ne peut donc qu'être intéressant de les faire connaître.

Pour juger avec calme cette importante question, j'examinerai d'abord, rapidement, les différents modes d'inhumation qui ont été suivis dans le passé, ceux usités dans le présent et ce qu'ils pourraient être dans l'avenir. J'examinerai aussi en son lieu la valeur des différents moyens qui ont été proposés ou essayés pour assainir les cadavres pendant la durée du transport de la chambre mortuaire au lieu de sépulture et aussi dans les cimetières.

DES INHUMATIONS DANS LE PASSE

Dès la plus haute antiquité, trois modes ont été employés pour séparer les morts d'avec les vivants, savoir : L'incinération ou crémation; l'embaumement ou la momification, et l'inhumation. Pour le moment, je ne m'occuperai que de ce troisième mode.

Le respect, le culte religieux pour les morts, l'attachement extrême aux lieux qui les contiennent, l'importance attachée aux sépultures ont été sentis par les peuples les plus éclairés et par les plus sauvages. (Monfalcon).

Pendant longtemps il n'existait pas d'endroit spécial imposé pour les inhumations. Les forêts, les champs, les jardins, le bord des chemins servaient de lieu de sépulture.

Les Romains plaçaient leurs tombeaux le long des chemins qu'ils embellissaient. La voie appienne était décorée par une multitude de colonnes, de pyramides, de sarcophages, de temples et de cippes pour perpétuer la mémoire des plus illustres citoyens.

Plus d'un mort n'eut d'autre monument qu'un arbre, au pied duquel on l'avait enterré.

L'inhumation de Constantin dans le vestibule de la basilique des saints apôtres, qu'il avait fait construire, devint le point de départ d'une coutume déplorable au point de vue de l'hygiène. Les prêtres et les familles des individus morts en odeur de sainteté, sollicitèrent, par excès de religion et par vanité, l'honneur d'être inhumé dans les églises. Cette coutume devint très-fructueuse pour le clergé, et les maisons du Seigneur ne tardèrent pas à être converties en nécropoles.

Des inhumations faites dans de semblables conditions, (quelquefois une simple dalle séparait les morts des vivants), devaient bientôt porter leurs fruits. La fermentation putride des corps, forcée de suivre ses phases, le plus souvent dans des caveaux en maçonnerie, ses produits liquides ou gazeux devaient fatalement s'y concentrer et y rester emprisonnés. Ils ne pouvaient s'infiltrer dans le sol, qui modifie leur composition, ni se répandre peu à peu dans l'atmosphère soit par la capillarité, soit par l'évaporation et l'agitation de l'air. Si à ces inconvénients graves j'ajoute l'emprisonnement de ces tombes entre les murs des églises, on comprendra qu'il suffisait de quelques fissures pour que les gaz et les vapeurs putrides chargés de miasmes, poussés par la pression de ceux qui se formaient sans cesse, se répandissent dans l'atmosphère de l'église et s'y concentrassent. La maison de Dieu devenait un grand réservoir de ces exhalaisons méphitiques. Aussi, des catastrophes terribles furent-elles la conséquence de cette coutume. Je n'en citerai qu'une : Dans une église de Saulieu, soixante-six enfants qui s'y trouvaient furent infectés par les émanations putrides. Trente-quatre, ainsi que le curé et le vicaire, en moururent. Dans plusieurs endroits l'exercice du culte dut être interrompu à cause de l'insalubrité des églises.

Cette coutume, que l'ignorance seule a pu faire tolérer pendant longtemps, exista jusque vers la fin du siècle dernier. Vainement condamnée par plusieurs papes et par des conciles ; courageusement blâmée par plusieurs médecins, elle ne fut modifiée qu'en 1776 par une déclaration royale. Celle-ci limitait le droit d'inhumation dans les églises à quelques personnages du haut clergé et de l'ordre civil. Elle ne fut entièrement abolie que par le décret du 23 prairial an XII (12 juin 1804), qui proscrit toute inhumation dans les lieux consacrés au culte et dans l'enceinte des villes et des bourgs.

Cimetières. — Les cimetières ont aussi causé des maladies terribles, non-seulement parce qu'ils existaient autour des églises, chapelles, abbayes, etc., au milieu des habitations, mais encore par leur position, par l'état et les qualités des terrains et par les fosses qui n'étaient pas creusées assez profondément.

Les maladies pestilentielles qui ont exercé de grands ravages au moyen-âge et que les prêtres considéraient comme des punitions divines, ont été attribuées par un grand nombre de médecins aux émanations des cadavres qu'exhalaient tout à la fois les églises et les cimetières.

Toutes ces observations ne furent pas perdues. C'est à elles que nous devons l'ordonnance et le décret cités il y a un instant et qui servent aujourd'hui de règle pour les inhumations et les cimetières actuels dont je vais maintenant parler.

DES INHUMATIONS DANS LE PRÉSENT

OU TELLES QU'ON LES FAIT AUJOURD'HUI EN FRANCE

En France, aucune inhumation ne peut être faite sans l'autorisation de l'officier de l'état civil. Il ne peut la permettre que vingt-quatre heures après la constatation du décès par un médecin. Cette sage mesure a pour but d'empêcher les tristes méprises des inhumations précipitées et de faire connaître à l'autorité la cause de la mort.

Les inhumations se font dans des tombes en maçonnerie ou dans des fosses. Le pauvre comme le riche, pour être conduits au cimetière, sont placés dans un cercueil en bois. Celui du riche est quelquefois doublé en plomb (1).

---

(1) Dans plusieurs pays on enveloppe le corps dans une toile et on le dépose ainsi dans la fosse. Les Grecs du Caire les déposent dans des caveaux enveloppés de quelques vêtements et même tout nus.

Les fosses forment deux catégories. Dans l'une sont rangées celles dites temporaires pour lesquelles un droit est perçu.

Dans l'autre sont les fosses gratuites ou communes (1). Dans ces deux catégories le terrain ne peut servir à d'autres inhumations qu'après cinq ans écoulés. Ce délai minimum a été fixé d'après les données des savants qui ont étudié le temps qu'il faut à un cadavre pour se putréfier complètement dans la terre. Bien que la durée de la putréfaction varie selon la nature des terrains, de leur position et de la profondeur des fosses, ce laps est plus que suffisant pour lui permettre d'être complète.

Les déplorables résultats qu'ont donné les anciens modes d'inhumation, dont j'ai parlé, ont été mis à profit. Les savants ont formulé les conditions que l'on doit observer lorsque l'on ouvre un cimetière. Elles ont toutes pour but, comme nous allons le voir, de ralentir la putréfaction des cadavres et de modérer les exhalaisons méphitiques.

---

(1) La fosse commune était une vaste tranchée dans laquelle on plaçait les cercueils des pauvres. Il y a sept ans les bières y étaient encore superposées par cinq, six et jusqu'à huit. L'Empereur, à cette époque, a décrété une série de mesures pour assurer aux indigents, gratuitement, les cérémonies du culte. Il a voulu en même temps que dans ce champ du repos où les puissants et les pauvres sont égaux devant Dieu, chaque citoyen eût sa demeure séparée. Touchante sollicitude qui fait bénir le nom du souverain par les ayants-droit et par les vrais amis de l'humanité.

Il n'est pas sans intérêt de faire remarquer que cette mesure, si chrétienne, a été cause de l'emploi d'une quantité de terrain beaucoup plus considérable qu'autrefois. Elle a contribué à l'encombrement des cimetières actuels. Si par défaut de place on était forcé de revenir à l'ancienne coutume, nul doute que la classe qui en profite, n'en soit profondément froissée.

Conditions exigées par la loi et proposées par les savants
pour l'établissement des cimetières.

Article 2 de la loi de 1804.

Il y aura hors de chacune des villes ou bourgs, à la distance de 35 à 40 mètres au moins de leur enceinte, des terrains spécialement consacrés à l'inhumation des morts.

Dans l'établissement des cimetières, on doit tenir compte : 1° du lieu, 2° de l'exposition, 3° de l'étendue du terrain, 4° de la nature du sol, 5° de la profondeur des fosses, 6° de leur distance des cités, des puits, des sources et des rivières.

1° *Lieu.*— Les cimetières doivent être établis sur des lieux élevés, loin de grands bâtiments qui gêneraient la circulation de l'air. On comprend que dans les conditions contraires les émanations putrides y séjourneraient, s'y concentreraient et deviendraient très-dangereuses.

Le lieu élevé a aussi pour but d'éviter les inondations et de l'empêcher de recevoir les eaux des plans supérieurs qui favoriseraient la putréfaction (1).

2° *Exposition.* On recommande de les exposer au

---

(1) Si les personnes qui ont proposé d'établir les cimetières dans les fossés des fortifications avaient connu ces sages prescriptions, nul doute qu'elles se fussent abstenu de faire une semblable proposition. C'est sans contredit la condition la plus mauvaise dans laquelle on pourrait les établir. Ces fossés contiennent de l'eau toute l'année, précisément parce qu'ils reçoivent l'eau des plans supérieurs. De plus, la hauteur des fortifications et des glacis gêne le renouvellement de l'air. Lorsque le vent soufflerait dans le sens de la longueur du fossé, l'air, souillé par les émanations méphitiques accumulées, irait porter la maladie et la mort chez les populations riveraines.

nord, parce que le vent du sud amène de l'air chaud et que l'exposition au soleil favorise la putréfaction.

3° *Étendue*. L'étendue doit être réglée d'après le chiffre de la population à laquelle il est destiné. Les terrains ne pouvant servir à de nouvelles sépultures, que cinq années après l'inhumation, il en résulte, en tenant compte des concessions trentenaires et perpétuelles, que sa surface doit être environ huit fois plus considérable que celle occupée par les morts de chaque année.

Les médecins reconnaissent l'utilité de plusieurs cimetières pour une grande ville.

4° *Nature du terrain*. Un terrain rocheux ne permet pas de creuser les fosses à la profondeur réglementaire. Le corps n'étant recouvert que par une faible quantité de terre, la putréfaction y devient très-active; ses produits se répandent avec facilité dans l'atmosphère, ce qui rend son voisinage dangereux.

Fodéré raconte qu'il régnait à Nice, en 1801, des fièvres pernicieuses que l'on attribuait aux émanations du cimetière situé sur le rocher où était l'ancienne ville. Faisant partie d'une commission de salubrité publique avec son collègue Rancher, ils s'y transportèrent et constatèrent bientôt qu'il exhalait une odeur infecte due à l'encombrement et au défaut de terre. Incommodé par la mauvaise odeur, Fodéré s'en éloigna de suite après avoir fait cette constatation; mais Rancher s'obstina à reconnaître des fosses où étaient enterrées des personnes de sa connaissance. Il fut pris tout à coup d'un violent mal de tête et d'une fièvre typhoïde dont il mourut sept jours après cette fatale visite.

M. Lévy attribue en grande partie l'insalubrité du

plateau de Sébastopol, occupé par nos troupes pendant la campagne de Crimée, aux inhumations de nos braves soldats, faites dans de semblables conditions.

Un sol traversé par un cours d'eau ne doit pas être employé pour les motifs dont j'ai déjà parlé. Le plus convenable est un terrain meuble qui permet aux gaz et aux liquides putrides de le pénétrer facilement.

5° *Dimensions et profondeur des fosses.* Le décret de 1804 prescrit les dimensions suivantes : 1^m50 de profondeur sur 0^m80 de largeur.

La profondeur des fosses a pour but d'éloigner le foyer de la putréfaction de la surface du sol et de faire parcourir aux gaz et aux vapeurs putrides une assez grande épaisseur de terrain, pour ralentir leur sortie. D'un autre côté, pendant les chaleurs de l'été, la température de la terre à près de deux mètres de profondeur, est de beaucoup inférieure à celle de l'air. Toutes ces conditions, comme on le voit, ont pour but de retarder la putréfaction et de modérer ses effets délétères.

6° *Distance des Cités.* Les cimetières doivent être établis loin des cités populeuses qui reculent sans cesse leurs limites. Sans cette précaution les habitations qui s'élèveraient autour d'eux, gêneraient le renouvellement de l'air. On se replacerait dans les conditions des cimetières actuels de Paris. On sait que depuis dix ans les habitants riverains, surtout ceux de Montmartre et de Batignolles-Monceaux, n'ont cessé de se plaindre à la Préfecture en criant : *La peste est à nos portes*, avisez.

Ce n'est pas tout; de nombreux faits observés en France, en Angleterre et ailleurs, établissent que les gaz fétides se tracent des voies dans le sol et vont sortir à de grandes distances des cimetières, soit auprès des habitations, soit dans les caves, et vomissent par ces ouvertures le germe de maladies graves et souvent mortelles. Ce sont des accidents de ce genre qui ont motivé la fermeture du cimetière des Innocents. Des maladies dépeuplaient son voisinage. La viande, le bouillon, le lait, etc., se corrompa'ent très-rapidement. La Faculté de médecine de Paris consultée, en 1780, sur tous ces accidents, en reconnut publiquement la cause, ce qui fit ordonner la translation de ce cimetière.

Il y a quelques années, en Angleterre, d'après le docteur Playfair, deux fossoyeurs ont trouvé la mort par asphyxie, en creusant des fosses; l'accumulation des gaz fétides dans le sol y était telle, qu'ils les ont rapidement remplies.

7° *Distance des sources, puits et des rivières qui servent aux besoins domestiques.* L'expérience a appris depuis longtemps que les sources, les puits et les rivières deviennent fétides, même à de grandes distances des cimetières. Ce résultat est dû aux gaz putrides qui cheminent à travers le sol et surtout aux eaux pluviales qui lessivent en quelque sorte les cadavres et le sol, provoquent la putréfaction des autres matières organiques qu'elles rencontrent, rejoignent les cours d'eau et les empoisonnent (1).

En Angleterre, les cimetières existent dans l'enceinte des cités et l'on inhume encore dans les églises. Aussi les puits sont-ils infectés par les produits de la putréfaction.

---

(1) M. Chevreul, de l'Institut de France, a publié un mémoire sur les réactions chimiques qui intéressent l'hygiène des cités populeuses, dans lequel il décrit plusieurs phénomènes chimiques qui se produisent dans ces circonstances, 1846.

Les exigences de la loi et les prescriptions dont je viens de parler pour l'installation des cimetières donnent la mesure de la difficulté que doit éprouver l'administration dans le choix d'un lieu convenable pour l'inhumation des Parisiens.

Lorsqu'on voit l'activité fiévreuse avec laquelle la nouvelle banlieue se couvre de constructions de toute nature, l'administration municipale n'a véritablement pas pu, dans les conditions actuelles d'inhumation, penser à les y établir. Elle serait certainement taxée d'imprévoyance par les administrations futures, car il est facile de prévoir que dans dix ans une nombreuse population industrielle ou bourgeoise l'habitera. Indépendamment des cimetières de Paris, les communes en auront chacune un qui viendra encore aggraver la question de salubrité. Mais ce qui n'était pas possible sans danger avec l'ancien système d'inhumation, le deviendrait si l'on adoptait les mesures que je proposerai plus loin.

Appréciation de la valeur des mesures qui régissent actuellement les cimetières au point de vue de la salubrité publique.

Les décrets et les prescriptions de la science dont je viens de parler, lesquels régissent l'installation des cimetières et le service des inhumations, quelque sages qu'ils soient, ne réalisent, il faut bien le reconnaître, qu'un bien faible progrès. Elles n'ont pour effet que de ralentir tout à la fois la putréfaction, le dégagement des gaz fétides et des miasmes et de disséminer ces derniers dans le sol. Mais dans ces conditions, la fermentation putride s'accomplit plus lentement, il est vrai, mais fatalement, et les cimetières sont toujours des lieux insalubres pour leur voisinage. Le danger qu'ils présentent est en raison directe du nombre de morts qu'ils reçoivent.

Nous avons vu les accidents et les catastrophes terribles qu'a provoqué l'ancien mode d'inhumation.

Dès la plus haute antiquité, on a reconnu le danger que la putréfaction fait courir à la santé et à la vie de l'homme. Aussi voit-on, dans les plus anciennes institutions relatives aux morts, les législateurs faire la part de la salubrité publique et celle du sentiment pieux que tous les peuples ont eu pour les restes de leurs semblables. Moïse fait une cause d'impureté du contact des cadavres. A Athènes, il était prescrit à tout passant de couvrir de terre tout corps non inhumé.

Les médecins savent que les émanations putrides des cadavres d'hommes ou d'animaux font naître non-seulement des maladies graves contagieuses, mais encore qu'elles donnent plus d'intensité aux maladies régnantes. Les habitants de Batignolles-Monceaux, de Montmartre et de la Chapelle, lesquels sont à peu de distance du cimetière du Nord, réputé le plus insalubre de ceux de Paris, ont été les premiers atteints par la dernière épidémie cholérique et lui ont payé un tribut plus considérable que ceux des autres arrondissements. Cependant la position topographique de ces localités est bien préférable à celle occupée par les habitants du centre. Mais la putréfaction ne respecte rien. Elle exerce ses ravages et sévit partout.

Le seul remède à un pareil état de choses me paraît

être dans l'emploi de moyens capables de l'empêcher. C'est ce que j'ai proposé dès 1863.

Avant de parler de ces moyens et des perfectionnements que de nouvelles expériences me permettent d'apporter à mon nouveau système d'inhumation, je crois convenable de faire connaître comment la putréfaction s'opère à l'air libre, dans la terre, dans les tombes en maçonnerie et dans les cercueils en plomb. De cette manière, tout le monde comprendra plus facilement ce que je dirai plus loin et l'importance des moyens que je proposerai.

Phénomènes de la putréfaction. Nature des ferments.

Pour que la putréfaction s'accomplisse, il faut un ferment, une certaine température, de l'eau et de l'air.

La température la plus favorable est de 15 à 40 degrés centigrades. A 0 et à 75 degrés, elle n'a pas lieu. Des cadavres ont été retrouvés en parfait état de conservation après un long séjour sous la neige.

Une certaine proportion d'eau est indispensable. Les matières organiques végétales ou animales ne fermentent pas à l'état de siccité. Ce fait est depuis longtemps mis à profit par l'industrie pour conserver des matières alimentaires, et par les savants pour enrichir les collections d'histoire naturelle.

L'air est indispensable. La putréfaction n'a pas lieu dans l'acide carbonique, ni dans l'azote, ni dans l'hydrogène, ni dans d'autres corps gazeux. Mais l'air sans ferment est impuissant, comme je le démontrerai plus loin.

Du temps d'Hippocrate, on désignait déjà sous le nom de miasme l'agent inconnu qui, dans les émanations putrides, provoque les maladies. Ce nom a été employé depuis, d'âge en âge, jusqu'à notre époque, sans que la nature des miasmes fût connue. Sur ce point comme sur celui de la nature des ferments, la science en était réduite à des hypothèses.

Lorsque Priestley eut découvert l'oxygène (1774) et prouvé qu'il est le principe du feu; lorsque Lavoisier eut démontré le rôle immense que ce corps joue dans la nature, on reconnut l'origine de plusieurs des composés qui se forment pendant la putréfaction. Par exemple, on expliqua la production de l'acide carbonique par la combinaison de l'oxygène avec le carbone des humeurs ou des tissus; on reconnut qu'il se produit aussi de l'eau par sa combinaison avec l'hydrogène. On démontra comment l'hydrogène phosphoré, l'ammoniaque, l'hydrogène sulfuré et les combinaisons de ces derniers prennent naissance. Mais Lavoisier qui comparait les fermentations aux analyses organiques, pas plus que les illustres savants qui, profitant de ses importantes découvertes, ont régénéré la chimie, n'ont connu la véritable cause de ces phénomènes. En disant que le ferment est une matière végéto-animale, ils n'apprenaient rien, pas plus que Berzelius en inventant le mot Catalyse pour expliquer la cause de ces phénomènes. Il eut mieux valu avouer qu'on ne la connaissait pas.

En 1840, M. le baron Liébig considéra les fermentations comme un mouvement communiqué. Il développa cette hypothèse avec talent, fit des rapprochements ingénieux, cita et invoqua pour l'appuyer un principe de mécanique formulé par Laplace et Berthollet, savoir : *une molécule étant mise en mouvement por une force quel-conque peut communiquer ce mouvement à une autre molécule qui se trouve en contact avec elle.* Or, dit M. Liébig, nous savons que le ferment est un corps en décomposition dont les molécules sont à l'état d'équilibre détruit, à l'état de mouvement. D'après lui, toute substance azotée (albuminoïde) capable d'être influencée par l'air et de communiquer son ébranlement moléculaire à d'autres matières qui se trouvent en contact avec elle, peut être considérée comme ferment.

D'après M. Liébig, les miasmes, les virus et les venins sont des ferments, par conséquent des matières albuminoïdes altérées par l'oxygène.

Il a aussi rangé parmi les fermentations les phénomènes chimiques qui se produisent dans la farine de moutarde et dans les amandes amères, sous l'influence de l'eau. De même que la transformation de l'amidon en sucre par l'orge germée et ce que l'on appelle encore aujourd'hui fermentation pectique.

Telle était, en résumé, l'opinion généralement admise sur ce sujet, lorsque je commençai mes recherches.

Avant d'en parler, je dois rendre hommage à mes devanciers.

Il y a environ deux siècles, Athanase Kircher émit l'opinion que la putréfaction est due aux vermisseaux et aux œufs d'insectes que l'on venait de découvrir dans ces matières. Cette hypothèse établie, bien plus à l'aide de son imagination qu'avec des expériences concluantes, ne fut pas généralement acceptée. La découverte de l'oxygène et des nombreux phénomènes chimiques qui résultent de son action, la firent oublier. Les fermentations, dès ce moment, furent considérées comme le résultat de combinaisons chimiques.

En 1680, Leeuwenhœck avait découvert que la levure de bière est formée d'une agglomération de globules vésiculeux qui en contiennent de plus petits, mais il pensa qu'iis provenaient de la farine des céréales. C'est M. Cagniard-Latour, puis après lui MM. Turpin et Desmazières qui reconnurent que le ferment de la levure de bière est un champignon microscopique.

Schultze et Schwann firent des expériences pour prouver que lorsque l'air athmosphérique est privé, à l'aide du feu ou de l'acide sulfurique, des germes d'infusoires qu'il recèle, la putréfaction de la viande ou du lait n'a pas lieu.

Plusieurs savants, ayant répété leurs expériences, obtinrent des résultats différents, ce qui fit rejeter ou du moins contester leur théorie.

Dans des recherches sur la génération spontanée, M. Pasteur observa, dans la fermentation de l'eau sucrée albumineuse, de l'urine ou du lait, des faits qui lui ont fait dire que le ferment n'est pas une matière morte comme on le croyait généralement. C'est, dit-il, un être dont le germe vient de l'air. Ces faits et ces paroles confirmaient la théorie des savants allemands dont je viens de parler.

Pendant que M. Pasteur poursuivait ses recherches sur la génération spontanée, j'expérimentais aussi, mais en suivant une voie différente de la sienne. Désirant me rendre compte du mode d'action du goudron de houille et de ses composants (l'acide phénique, la benzine, etc.) dans la désinfection, je constatai que ces corps, malgré la facilité avec laquelle ils se combinent avec l'oxygène

à la température ambiante, empêchent la putréfaction,
même sans les mélanger avec les substances les plus
altérables.

Je reconnus qu'un millième d'acide phénique, en
vase clos, suffit pour empêcher la putréfaction. Alors
j'étudiai l'action de ces corps sur toutes les fermentations et les ferments admis par M. Liébig et par presque
tous les autres chimistes.

Je ne tardai pas à reconnaître que, sous le nom de
ferment et de fermentation, on confondait des corps et
des phénomènes essentiellement différents; que les
transformations décrites sous les noms de fermentation
sinapique, benzoïque, glucosique ou pectique sont d'un
ordre essentiellement différent de celles que l'on ob-
serve dans les fermentations dites spontanées. Je fis
remarquer que ces phénomènes étaient en contradiction
avec la théorie, car si les matières albuminoïdes qui les provoquent (myrosine, synaptase, diastase, pectase) étaient
altérées par l'oxygène, elles perdraient le pouvoir de
les provoquer. De plus ils se produisent dans des conditions de température où les fermentations dites spontanées n'ont pas lieu.

Je démontrai que le mouvement communiqué dans
les fermentations, dites spontanées, n'est pas un phénomène simplement mécanique, de même que l'oxydation
des matières albuminoïdes n'est pas due à une action
purement chimique; que l'un et l'autre ont pour moteur la vie des infusoires. C'est pourquoi, en tuant ces
petits êtres avec de faibles doses d'acide phénique ou
de benzine, le mouvement communiqué et l'oxydation
des matières albuminoïdes s'arrêtent brusquement et ne
se reproduisent plus en présence de ces corps. J'ai pu

empêcher, arrêter et reproduire à volonté la putréfaction dans plusieurs substances. Il suffit, pour cela, d'a-
jouter de faibles doses d'acide phénique ou de benzine à
ces matières, puis de les abandonner ensuite à l'air
libre. Comme ces deux corps sont volatils, ces substances ne tardent pas à en être débarrassées. Lorsque
ce résultat est obtenu, la fermentation reparaît dans
celles où elle avait été arrêtée, et elle commence dans
les autres où elle n'avait pu s'établir. Ces faits ont, de
plus, été contrôlés par des expériences comparatives et
par l'examen microscopique. Les phénomènes chimiques ont toujours été concomitants avec le développement des infusoires. Leur intensité a toujours été en
rapport avec le nombre et le degré de développement de
ces petits êtres.

Nous venons de voir que dans la théorie de M. Liébig
les virus et les miasmes sont considérés comme des
matières albuminoïdes altérées par l'oxygène.

Les médecins savent que les miasmes, de même que
les ferments, reproduisent leur espèce et la multiplient
dans des proportions considérables. Il suffit d'avoir
observé une épidémie de typhus, de choléra ou de toute
autre maladie miasmatique, pour reconnaître ce fait.

Pour les virus, avec une pustule variolique ou avec
un chancre syphilitique, on pourrait, par des inocula-
lations successives, donner la variole ou la syphilis à
l'espèce humaine tout entière ! Alors comment expliquer ces faits avec la théorie de M. Liébig, puisqu'il
faudrait que les matières albuminoïdes pussent à la fois
se décomposer, se recomposer et se multiplier, ce qui
est impossible.

La reproduction et la multiplication de l'espèce est

le privilége des êtres vivants. Les corps chimiques ne se reproduisent ni ne se multiplient.

Pour les miasmes, on avait condensé à l'aide du froid les vapeurs putrides qui se dégagent des matières en putréfaction, puis on avait observé les phénomènes qui se succèdent dans le liquide condensé. On reconnut que, transparent au début, il se trouble bientôt, en exhalant une odeurfétide; puis qu'une matière solide se forme et nage dans le liquide. On analysa cette matière et on trouva qu'elle était azotée, mais personne n'avait pensé à étudier ces phénomènes au microscope. Si l'on avait seulement réfléchi que ce liquide était limpide au moment de la condensation, on aurait, ce me semble, bientôt eu compris que ces corps gazeux ne pouvaient pas donner naissance à une matière animale.

Opérant autrement que mes devanciers, c'est-à-dire me servant du microscope, je constatai, dès 1861, que dans toutes les vapeurs provenant des matières en fermentation alcoolique ou putride, il existe en quantité considérable des corps reproducteurs de microphytes ou de microzoaires (algues, champignons, animalcules). Plus tard, condensant à l'aide du froid les vapeurs qui se dégagent des marais les plus malsains de la Sologne, je ne tardai pas à constater l'existence d'algues et de champignons, qui, en se développant, forment un dépôt abondant dans ce liquide; puisque des bactéries, des vibrions, des spirilles et des monades, en quantité considérable, y exécutaient leurs mouvements habituels. Enfin, poursuivant mes recherches, je condensai, à l'aide du froid, la vapeur d'eau contenue dans l'air des chambrées de soldats de la garde impériale, tous en parfaite santé, et pendant qu'ils étaient encore au lit. Il se développa, en quelques heures, des microphytes et des microzoaires en abondance ; tandis que, dans de la vapeur d'eau recueillie dans le même moment, à l'aide du même procédé, à l'air libre, celle-ci en contenait à peine quarante-huit heures après.

J'ai fait plus, j'ai démontré que ces petits êtres ne viennent pas de l'intérieur des organes, que c'est sur la peau, dans la crasse et dans la bouche, où la fermentation existe en permanence, qu'ils se développent. Ils se répandent dans l'air par le seul fait de l'évaporation incessante qui a lieu à la surface du corps.

Ces faits, qui intéressent à un haut degré la médecine, démontrent que partout où des maladies graves prennent naissance, soit par l'encombrement d'hommes en santé dans des espaces limités, soit dans le voisinage des marécages ou de cadavres en putréfaction, il existe toujours en abondance dans l'air un élément resté inconnu avant mes expériences. Ce sont des corps reproducteurs de microphytes et de microzoaires (algues, champignons, animalcules). Ce sont ces petits êtres, à l'état de corps reproducteurs, qui constituent les miasmes ; les fermentations, de même que les maladies miasmatiques, sont produites à la fois par les corps reproducteurs des microphytes et des microzoaires et par ces êtres à l'état adulte.

Lorsque les miasmes pénètrent dans l'organisme d'un individu affaibli par une maladie ou par toute autre cause, ils s'y développent, s'y multiplient, y produisent des phénomènes de fermentation putride (de là le nom de *fièvre putride* donné par les anciens médecins à ces maladies) et ne tardent pas à le conduire au tombeau. On comprend dès lors comment ce corps, par ses émanations, peut reproduire et transmettre sa maladie par l'entremise de l'air.

Dans ces derniers temps, j'ai démontré par des expériences précises que l'homme en parfaite santé détruit les miasmes ou corps reproducteurs de microphytes et de microzoaires. Ce fait permet d'expliquer comment, dans une épidémie, tout le monde n'est pas atteint et comment un certain nombre de malades guérissent. Dans ce dernier cas, l'organisme reprend ses droits.

Dans ce court résumé, j'ai fait mon possible pour faire comprendre l'importance de ces questions toutes nouvelles, qui me paraissent appelées à modifier profondément la science actuelle (1). En effet, contrairement à ce que l'on croyait, l'action de l'oxygène, corps qui joue un si grand rôle dans les phénomènes du globe, est subordonnée à la vie, au calorique, à la lumière, à l'électricité et à l'eau ; de même que l'oxygène et cette dernière sont indispensables à l'entretien du mouvement vital.

Il existe une harmonie si bien établie dans tous ces phénomènes, que l'on a pu dire tout récemment : *Rien ne se crée ni rien ne se perd dans la nature.* C'est un mouvement perpétuel de composition et de décompo-

---

(1) Les personnes qui voudraient prendre connaissance d'une manière plus complète de ces questions, les trouveront traitées avec détails, dans les publications suivantes : 1° *Du coaltar* (goudron de houille) saponiné ; 2° *Considérations* sur le rôle des infusoires et des matières albuminoïdes dans la fermentation, la germination et la fécondation, 1860 : 3° *De l'acide phénique*, 1re et 2e édi ion, 1863 et 1865 ; 4° *Nouvelles recherches* sur les ferments et les fermentations, 1863 ; 5° *Recherches* sur la nature des miasmes fournis par le corps de l'homme en santé ; 6° Le *typhus*, le choléra, la peste, la fièvre jaune, les fièvres intermittentes, la dysenterie et la pourriture d'hôpital sont-ils dus aux infusoires ? (*Gazette médicale*, septembre et octobre 1868) ; 7° *Recherches* sur le rôle des infusoires, (*Gazette médicale*, 24 octobre 1868).

sition qui s'opère sous nos yeux. Les animaux et les végétaux supérieurs, de même que les microscopiques, reproduisent leur espèce d'après des lois éternelles. Lorsque la mort arrête le moteur de ces machines admirables, les matériaux qui les composent sont dissociés par des êtres invisibles à nos yeux. Ils les transforment en composés plus simples pour les préparer à former de nouvelles combinaisons, puis ils les rendent à l'atmosphère et au sol qui les avaient fournis.

L'oxygène, de même que l'électricité, sont retenus par les uns et rendus en même temps par les autres, de manière à rétablir et à maintenir l'équilibre entre les moteurs et les phénomènes. L'esprit investigateur de l'homme découvre chaque jour des faits nouveaux qui mettent en évidence les secrets du Créateur !

Maintenant examinons comment la putréfaction s'opère dans la terre, dans les caveaux en maçonnerie et dans les cercueils en plomb.

L'air pénètre, chargé des corps reproducteurs des ferments, à une grande profondeur dans le sol, soit directement, soit dissous dans l'eau. Après la mort de l'homme, ou des animaux, ce fluide élastique s'introduit dans le tube digestif et dans les canaux respiratoires. De plus, j'ai dit que la peau et la bouche recèlent dans leurs produits de sécrétion des microphytes et des microzoaires en abondance. Le cercueil renferme une assez grande proportion d'air, et, en le plaçant dans la fosse, on en emprisonne, même dans la terre qui le recouvre, une notable proportion.

Dans les caveaux en maçonnerie, le cercueil se trouve placé au milieu d'une couche d'air. Les conditions que que j'ai dit être indispensables pour que la putréfaction

se produise existent donc. Néanmoins dans la terre
la température est inférieure, en général, à celle de l'atmosphère, ce qui fait que les ferments ne se développent
pas avec la même facilité qu'à l'air libre.

Dans des expériences faites sur des chiens, des chats
et sur un lapin que j'avais enterrés à la profondeur règle-
mentaire des cimetières, je ne trouvai que des bactéries et de très-petits vibrions linéoles, mais ils existaient en abondance. Ce sont donc toujours, dans la
terre comme dans l'eau ou à l'air libre, des ferments vivants qui sont chargés par l'auteur de toutes choses de
ramener la matière organisée à des composés plus simples pour la préparer à de nouvelles combinaisons.

Les jeunes animaux sont bien plus vite détruits que
ceux adultes ou d'un âge avancé. Trois mois après avoir
enterré des chats, nés depuis vingt-quatre heures, je ne
trouvais plus que des fragments d'os, du poil et un peu
de peau, presque entièrement détruits. La filtration des
liquides et des gaz putrides à travers le sol permet à l'air
et à l'eau d'y rentrer et d'achever la putréfaction.

La durée de la putréfaction dans la terre varie selon
la saison, la nature du sol, et la profondeur à laquelle
l'inhumation est faite. J'ai déjà parlé de ces faits en
traitant des conditions dans lesquelles les cimetières
doivent être installés.

Dans un terrain meuble, un chat âgé de dix ans, pe-
sant cinq livres, mort d'un cancer, enterré à 1 mètre 50
de profondeur, était complétement putréfié, excepté ses
os et ses poils, six mois après.

Dans les tombes en maçonnerie bien faites la putréfaction des corps se fait plus lentement parce que les

produits restent emprisonnés, et que l'accès de l'air y est difficile. Mais comme elles ne sont jamais closes hermétiquement, qu'il existe toujours quelques fissures, même au moment de leur construction, qui permettent l'entrée de l'air, elle finit par s'accomplir. D'ailleurs, le vent, la pluie, les secousses imprimées au sol, la pression et l'action chimique des produits de la fermentation ne tardent pas à les ébranler, à les dégrader et à y établir des solutions de continuité : alors elle devient plus active.

L'inhumation faite dans ces conditions est à peu près la même que celle pratiquée autrefois dans les églises. Nous avons vu les malheurs qu'elles ont occasionnés. Aussi, je déclare que l'inhumation dans des tombes en maçonnerie, telles qu'on les fait en France, sont plus dangereuses pour la salubrité publique que celles faites en pleine terre.

La putréfaction dans des cerceuils en plomb, si ceux-ci sont bien faits, a lieu en vase clos. J'ai fait des expériences sur ce sujet dont il me paraît intéressant de faire connaître ici les résultats.

Je plaçai de la chair musculaire dans de petits ballons que je fermai ensuite à la lampe. Dans quelques-uns celle-ci baignait dans de l'eau. La putréfaction dans ces conditions commence ; des bactéries et des vibrions s'y développent en abondance ; elle continue tant qu'il existe de l'oxygène. Mais lorsque les animalcules ont tout consommé, le phénomène s'arrête parce que ces petits êtres meurent. On voit, à partir de ce moment, que la chair ne change plus d'aspect, ni de volume. Mais comme la totalité des produits putrides est restée emprisonnée et conservée dans le vase, une odeur infecte s'en dégage lorsqu'on le brise. Recueillant sous le mercure, avec **M.** Cloez, les gaz contenus dans ces tubes, nous constatâmes qu'il n'y existait pas même de traces d'oxygène. Tout avait disparu. Examinant ensuite au microscope la chair et le liquide contenus dans les vases, nous reconnûmes que les bactéries et les vibrions ne donnaient aucun signe de vie. Nous en conclûmes qu'ils étaient morts probablement après avoir consommé tout l'oxygène qui, contrairement à l'opinion de M. Pasteur, me paraît indispensable à l'entretien de leur existence, comme à celle des autres êtres vivants.

J'ai rendu M. Chevreul témoin de ces expériences. Elles permettent d'expliquer pourquoi des cadavres ont été retrouvés presque entiers, dans des cercueils en plomb, longtemps après l'inhumation bien qu'exhalant une odeur infecte. Mais le plomb, malgré sa solidité, s'oxyde peu à peu et des ouvertures s'y établissent. Dès qu'elles ont rendu possible la sortie des gaz et l'entrée de l'air humide la putréfaction s'y accomplit, un peu plus lentement, mais fatalement. Je reviendrai plus loin sur ces faits.

Désinfection et purification des corps avant l'inhumation.

Depuis assez longtemps des mesures sont prises par la Préfecture de Police dans l'intérêt de la salubrité publique pour les corps qui doivent quitter Paris· Jusqu'à présent elles n'étaient applicables qu'à un très-petit nombre de corps, car ceux qui sont inhumés en dehors de la capitale forment une minime exception.

Elles ont consisté, jusqu'à présent, dans l'emploi de cercueils solides et de poudres dites sanitaires dont on les remplit. L'emploi de ces poudres doit être exigé pour les cinquante-quatre ou cinquante-cinq mille cercueils qui doivent quitter Paris pour être inhumés à Méry. On sait que dans le projet municipal le transport des corps doit être fait par un chemin de fer. On en réunira un assez grand nombre, provenant de différents arrondissements, dans une gare spéciale où ils attendront l'heure du départ. Arrivés à Méry, ils seront déposés et rassemblés encore en assez grand nombre dans une quinzaine de chapelles pour y attendre le service du culte.

Ainsi, réunion d'un assez grand nombre de cadavres avant le départ et à l'arrivée, dans des espaces limités, tel est le projet municipal. Cette partie du service me paraît devoir appeler toute l'attention de l'administration; parce qu'elle sera un danger permanent pour la salubrité publique. Les moyens employés jusqu'à ce jour sont insuffisants pour assainir les cadavres et éloigner le danger que leur réunion présente. Je vais le démontrer. Faisons d'abord voir le danger.

J'ai déjà dit qu'une grande réunion de cadavres avait donné naissance dans tous les temps à des maladies graves, contagieuses, telles que la peste, le typhus, etc.

Une expérience récente, faite dans les hôpitaux de Paris, a appris qu'en réunissant les cholériques dans une même salle pour favoriser le service dispendieux qu'exige le traitement de cette maladie, cette réunion devenait un foyer d'où la cause de la maladie s'échappait et se propageait avec une déplorable énergie dans son voisinage.

A la dernière épidémie, les médecins ont été d'accord

pour revenir à la dissémination des cholériques dans
les salles. On sait que la réunion d'un grand nombre
d'hommes ou d'animaux en santé, dans des espaces limités, donne naissance au typhus et à d'autres maladies. J'ai démontré que ce résultat est dû à une quantité
considérable d'infusoires qui existent à la périphérie du
corps dans les produits de sécrétions.

D'après tous ces faits on ne peut douter un instant
qu'une réunion de cadavres dans des espaces limités
(gares, chapelles) ne devienne un foyer dangereux pour
les parents, les amis et les employés de l'administration,
si l'on procède comme dans le mode d'inhumation usité
aujourd'hui. Les murs, le sol, les banquettes ou autres
meubles s'imprégneront des émanations des cadavres et
pourront, même en l'absence de ces derniers, transmettre
des maladies graves.

La putréfaction des cadavres ne suit pas la même
marche pour tous. La cause de la mort influe beaucoup
sur la rapidité plus ou moins grande avec laquelle elle
se développe. Les individus qui succombent à la suite
de blessures, de strangulation ou à une inflammation ai-
guë d'un organe important à l'entretien de la vie, entrent lentement en putréfaction. Ceux au contraire qui
sont morts du typhus, de la peste, de la fièvre jaune,
de maladies charbonneuses, de la variole, de la rou-
geole, de la scarlatine, de la dyssenterie, du farcin, de
la syphilis ou de la fièvre puerpuérale, entrent au contraire très-rapidement en putréfaction. Aujourd'hui on
peut expliquer ce fait. Dans un travail lu par moi récemment à l'Académie des sciences, j'ai rassemblé un
grand nombre de faits et d'expériences pour établir que
ces maladies sont dues à des infusoires qui jouent le

rôle de ferment. En sorte que la fermentation y existant pendant la vie on comprend facilement qu'elle se continue et hâte rapidement la décomposition après la mort.

Les cadavres de cette dernière catégorie sont bien plus dangereux que ceux de la première dont je viens de parler, car la mort ne détruit pas le principe qui a causé la maladie. Il existe un grand nombre de faits qui le démontrent. Je vais en citer quelques-uns. Des fossoyeurs ayant exhumé le cadavre d'un individu mort de la variole contractèrent cette maladie.

Il y a peu de temps, à Box, près Bath, en Angleterre, à la réouverture d'une fosse où avait été inhumé un enfant mort d'une fièvre maligne, deux hommes contractèrent cette maladie et succombèrent.

M. Lévy rapporte que la personne chargée de faire l'ouverture du corps du maréchal Saint-Arnaud, mort du choléra en Crimée, a succombé presque immédiatement à une attaque de choléra foudroyant.

Des animaux renfermés dans une étable ont contracté le typhus par le seul fait du passage, dans la rue, d'une voiture contenant des cadavres d'autres animaux morts de cette maladie.

Tout récemment M. Bouley, inspecteur général des écoles vétérinaires de France, rapportait des faits de ce genre dans une discussion académique.

Lorsqu'on voit des vêtements, des objets de literie, des bâtiments ou des marchandises, transmettre longtemps après la mort le principe du typhus, de la fièvre jaune, de la peste, de la variole, etc., il est facile de comprendre que les corps d'où ils proviennent pussent

conserver pendant longtemps la propriété de le transmettre.

Tous ces faits me paraissent assez graves et assez si-
gnificatifs pour fixer l'attention de tous ceux qui tien-
nent à leur existence et à celle de leurs semblables.

Peut-on faire disparaître ce danger ? Oui, mais à la
condition d'avoir recours à d'autres moyens que ceux
employés jusqu'à ce jour. Je vais démontrer que ces
derniers ne remédient pas au danger qui persiste avec
toute sa gravité, malgré leur emploi.

*Poudres absorbantes et désinfectantes. Ordonnances de
police prescrivant leur emploi. Appréciation de leur
valeur.*

L'expérience a appris depuis longtemps que les cadavres outre la mauvaise odeur qu'ils exhalent laissent
échapper des liquides de diverse nature, mais infects,
provenant de plusieurs sources. Tantôt ils s'échappent
par les ouvertures naturelles des voies respiratoires ou
digestives ; d'autres fois, ils proviennent de solutions
de continuité des tissus résultant de la maladie ou de la
putréfaction. Leur quantité est parfois assez considérable pour s'écouler à travers les fissures des cercueils
et tomber sur le sol. Les familles, sans qu'aucun règle-
ment ne les y obligeât, faisaient mettre dans le cercueil,
par décence, du son pour les absorber.

En 1844 (20 mars) la Préfecture de police, dans une
circulaire adressée à ses commissaires, leur prescrit,
d'après l'avis du Conseil d'hygiène et de salubrité, d'exiger l'emploi d'une poudre composée de tan et de char-

bon dans les cercueils des cadavres qui devaient voyager.

En 1853 (11 juillet) une autre circulaire aux commissaires de police leur enjoint d'exiger, dans les mêmes circonstances, l'emploi d'une poudre composée de sciure de bois et de sulfate de fer ou de zinc.

Enfin le 12 juillet 1867, une troisième circulaire adressée à ces magistrats prescrit l'emploi de la sciure de bois et de sulfate de zinc préparé par un procédé breveté.

Ces trois circulaires ne font-elles pas de suite penser qu'il faut que les résultats obtenus n'aient pas répondu à l'attente de l'administration, sans cela on ne comprendrait pas pourquoi la Préfecture et le Conseil d'hygiène et de salubrité seraient revenus sur leurs prescriptions en se déjugeant.

Examinons la valeur de chacune de ces poudres.

Tan et charbon. L'industrie si importante et déjà si ancienne du tannage des peaux d'animaux est basée sur la propriété que possède le tan (écorce de chêne) de former avec elles une combinaison qui les rend imputrescibles. Mais dans cette opération, si longue et si compliquée, c'est par l'entremise de l'eau que cette substance agit. Les chimistes savent que l'action des corps est bien différente lorsqu'on les fait agir par l'entremise de l'eau ou à l'état sec. Dans l'espèce, le tan, précisément parce qu'il est à l'état sec, ne se combine pas avec les tissus. Aussi la putréfaction continue-t-elle en sa présence et les gaz ainsi que les miasmes (microzoaires ou microphytes) le traversent-ils sans être détruits ni transformés, à peu près comme s'il s'agissait de sable de rivière.

Le charbon de bois jouit de la propriété d'absorber les gaz. C'est à elle qu'il doit celle d'agir comme désinfectant. On sait que lorsqu'il est saturé d'eau, il perd cette propriété. Il ne possède qu'à un très-faible degré la propriété antiputride qu'il doit, comme je l'ai fait remarquer dans un autre travail (*de l'acide phénique*) à une petite quantité de goudron (produit pyrogéné) qui se forme pendant sa préparation. Si le charbon a été chauffé au rouge il perd complétement cette faible propriété antiputride parce que le goudron dans ce cas se trouve détruit.

Il y a six ans que j'ai écrit dans mon livre sur l'acide phénique qu'en agissant seulement sur les gaz odorants de la putréfaction, on manquait son but. Je le répéterai aujourd'hui, ce sont les ferments vivants qui les produisent qu'il faut s'attacher à détruire. J'ai fait des expériences avec le charbon de bois ordinaire et avec le charbon de terre en poudre, dont j'ai rendu M. Chevreul témoin.

J'ai placé au milieu de ces substances, dans de grandes boîtes en fer-blanc fermées à la manière des étuis, des pêches, des prunes, des cerises et des groseilles, cueillies dans mon jardin au moment de la mise en expérience ; une couche de charbon en poudre de six centimètres d'épaisseur recouvrait ces fruits. Six mois après ces fruits étaient détruits par la pourriture. Depuis, j'ai varié l'expérience dans ces mêmes boîtes. Aux fruits j'ai substitué de la chair musculaire de bœuf bien fraîche. Elle s'est putréfiée rapidement. Ayant fait une expérience comparative avec la poudre de pierre-ponce, substance poreuse, comme on sait, la putréfaction de la viande m'a paru s'être opérée à peu près aussi rapidement dans l'une que dans l'autre.

Le charbon, comme on le voit par ces expériences, ne mérite pas sa réputation. A l'époque où l'on a découvert la propriété qu'il possède d'absorber les gaz, on ne connaissait pas la nature des ferments, ni celle des miasmes que j'ai démontrée. Il n'exerce qu'une très-faible action sur ces petits êtres qu'il doit, comme je viens de le dire, à une petite proportion de produits pyrogénés. C'est pourquoi il n'empêche pas la putréfaction.

Tout ce que je viens de dire va me servir à apprécier la valeur des moyens qui ont été proposés pour désinfecter les corps.

MM. Pichot et Malapert, de Poitiers, conseillent de placer le cadavre dans un linceul garni d'une couche de charbon de bois en poudre. Ils disent que l'action de ce moyen est infaillible.

M. Rohart, d'après **M. Vafflard**, a proposé à **M.** le préfet de la Seine, le 3 octobre 1867, une poudre dans laquelle le charbon joue le principal rôle. L'emploi de ce moyen, dit **M.** Rohart, assurerait l'innocuité complète et absolue des cimetières, en absorbant les composés gazeux produits par la putréfaction.

D'après tout ce qui précède, on peut juger la valeur des affirmations de ces messieurs. Mais, pour achever de convaincre tout le monde que le charbon a une réputation usurpée, je rapporterai des applications qui en ont été faites en Angleterre sans succès, pour assainir les cimetières, d'après le conseil du Dr Letheby ; mon confrère conseilla de couvrir les cercueils d'une forte couche de charbon de bois en poudre. Mais on a été obligé d'y renoncer. Le cimetière de Saint-Philippe, à Birmingham, exhalait de telles odeurs qu'on a été obligé de recourir à la chaux et à son chlorure pour conjurer le danger.

Comme on le voit, les expériences de laboratoire et la pratique démontrent que le charbon de bois en poudre est inefficace pour désinfecter les cadavres et les préserver de la putréfaction. Il faut donc avoir recours à d'autres moyens.

Poudre composée de sciure de bois et de sulfate de fer ou de zinc.

Depuis longtemps les chimistes se servent de l'hydrogène sulfuré pur ou combiné avec l'ammoniaque, comme réactif pour déceler la présence d'un métal dans une dissolution. Des traces de ce métal peuvent être reconnues ainsi instantanément par la propriété que ces corps possèdent de former, avec un grand nombre, un précipité coloré de nuances diverses et inodores. Dans beaucoup de procédés de laboratoire, qui sont passés depuis longtemps dans l'industrie, on a mis ces propriétés à profit pour se débarrasser de l'hydrogène sulfuré ou de la combinaison de ce corps avec l'ammoniaque (hydro-sulfate d'ammoniaque), en les transformant, soit directement, soit par double décomposition en sels inodores.

Les prétendus inventeurs qui se sont fait breveter pour des applications faites depuis longtemps, n'ont donc fait que s'approprier les découvertes des autres. J'ajouterai, à propos de l'un d'eux, dont j'ai lu récemment une longue réclame, que, avant de se faire décerner le titre pompeux d'*Embaumeur des Pauvres*, il aurait au moins dû prouver que sa préparation désinfecte et embaume. Je vais prouver qu'elle ne possède ni l'une ni l'autre de ces propriétés dans les cas où on l'applique.

Pour mettre mes expériences à l'abri de tout reproche, j'ai tenu à me servir de la poudre employée par les pompes funèbres et patronée par la préfecture. M. Vafflard, avec une grande obligeance, pour laquelle je le prie de recevoir de nouveau mes remerciements, m'a fait remettre environ dix litres de cette poudre. Il parait qu'elle contient un cinquième de sel de zinc et quatre cinquièmes de sciure de bois.

Avant de l'expérimenter, je l'ai traitée par l'eau distillée et après filtration je me suis assuré qu'elle contenait une forte proportion de sulfate de zinc. Cette opération terminée, voici les expériences que j'ai faites.

Dans un ballon à long col j'introduisis de la viande de boucherie fraîche (100 grammes environ) coupée en petits morceaux. Bien que le col du ballon n'ait pas été maculé par cette introduction, je le nettoyai avec soin avec de l'eau distillée ; alors, plaçant un tampon de ouate à l'origine de son col pour retenir la poudre, je le couvris d'une couche de dix centimètres d'épaisseur de cette dernière, je le bouchai et le plaçai sur une cheminée où il a subi une température de 15 à 20 degrés centigrades. Au bout de trois jours, enlevant le bouchon, une odeur putride infecte s'en dégagea.

Cette première expérience aurait suffi pour juger la valeur désinfectante de cette poudre ; mais j'ai voulu la rendre plus précise en la perfectionnant. Pour cela, j'adaptai au bouchon un tube à trois branches ou en U. Une extrémité communiquait avec l'intérieur du ballon au-dessus de la poudre, l'autre plongeait dans une dissolution d'acétate de plomb faite dans l'eau distillée. Dans une autre expérience la dissolution plombique fut remplacée par de l'eau pure.

La dissolution de plomb ne tarda pas à exhaler l'odeur infecte qu'offrent les matières animales en putréfaction, mais elle ne se colora pas en noir ; preuve qu'il n'était pas passé d'hydrogène sulfuré, ni hydrosulfate d'ammoniaque. L'examen microscopique y révéla, indépendamment de fragments très-ténus de matières organiques provenant de la sciure, un nombre considérable de bactéries et de très-petits vibrions que la préparation de plomb avait tués.

En remplaçant la dissolution de plomb par de l'eau, mon but était de recueillir des animalcules vivants. De cette manière je désirais prouver de toutes les façons que cette poudre n'atteint pas le but proposé.

Au bout de trois jours, l'eau contenait en abondance des bactérium termo, des vibrions linéole et chainette et de petites monades exécutant leurs mouvements habituels. Une expérience comparative fut faite avec la même eau dont je m'étais servi pour recueillir les gaz. Je l'abandonnai à elle-même dans un vase bouché contenant un volume d'air égal à celui du liquide et le plaçai sur la même cheminée, par conséquent dans les mêmes conditions que la précédente. Au bout de trois jours, l'examen microscopique n'y révélait l'existence d'aucun des animalcules fournis par les gaz putrides. Est-ce clair ?

Il ne suffit pas, dans cette grave et importante question, d'enlever seulement l'hydrogène sulfuré ou l'hydrosulfate d'ammoniaque qui peuvent se fixer sur le sulfate de zinc ou de fer et former, soit directement, soit par double décomposition, un sulfure inodore, insoluble, et du sulfate d'ammoniaque inodore aussi. Le carbonate d'ammoniaque peut aussi former avec le sulfate de zinc ou de fer un carbonate de l'un ou de l'autre et un sulfate d'ammoniaque, tous trois inodores. A l'état pulvérulent, c'est tout ce que l'on peut attendre de l'action de ces deux sulfates. Mais les autres gaz connus de la putréfaction, et ceux que nous ne connaissons pas, les traversent, ainsi que les ferments vivants (miasmes), à peu près impunément.

Toutes ces expériences prouvent qu'en employant cette préparation brevetée pour remédier au danger si grave dont j'ai parlé, l'administration est induite en erreur et place, sans s'en douter, le public dans une fausse sécurité.

Si cette poudre possédait les propriétés vantées par celui qui l'exploite, elle présenterait par elle-même un grave inconvénient sur lequel je dois appeler l'attention. Une question aussi importante et si grave doit être envisagée sur toutes ses faces.

D'après M. Vafflard, on emploie cinq kilogrammes de sulfate de zinc pour le cercueil d'un adulte. En réduisant à trois kilogrammes cette quantité en moyenne, à cause des enfants et des jeunes gens, on arrive à reconnaître que tous les ans on enfouirait dans le cimetière près de cent quatre-vingt mille kilogrammes de sulfate de zinc, soit près d'un million de kilogrammes en cinq ans, de ce sel vénéneux. Sa grande solubilité dans l'eau permettrait à celle-ci de l'entraîner à de grandes distances, soit dans les sources, soit dans les puits, soit même dans les rivières. Cet inconvénient, je pourrais même dire ce danger, *n'est pas le seul.*

Il arrive assez souvent que la justice, pour punir des criminels, fait exhumer des cadavres pour y faire rechercher l'existence de poisons. Or, le sulfate de zinc, même celui qui a été préparé avec soin, contient toujours du fer et très-souvent du cuivre.

Il peut être utile, dans une question de médecine légale, de rechercher le cuivre dans un cadavre ; comment découvrir la vérité dans de semblables conditions ?

Bien que l'arsenic n'existe pas dans le sulfate de zinc qui a été purifié par des cristallisations successives, est-on assuré que celui connu sons le nom de couperose blanche, dont la préparation est beaucoup moins soignée, n'en contienne jamais ? Lorsqu'on sait que le zinc métallique et son oxyde impur, connu sous le nom de tuthie, renferment de l'arsenic, n'est-il pas évident que ce poison peut y exister ? Puisque des mesures très-sages interdisent l'emploi de l'arsenic dans les embaumements, pour ne pas entraver les recherches de la justice, il ne faudrait pas, selon moi, en permettre l'emploi sous une forme déguisée.

En sorte que la poudre composée de sulfate de zinc, possédât-elle les propriétés désinfectantes et anti-putrides au nom desquelles on la préconise, qu'il serait sage d'en proscrire l'emploi pour ces dernières raisons.

Je ne saurais assez appeler l'attention de l'autorité sur cette grave question, puisque c'est par ses ordres que l'emploi de cette poudre est rendu obligatoire.

Puisque les moyens employés jusqu'à ce jour, par ordre de l'Administration, sont inefficaces, il faut, de toute nécessité, avoir recours à d'autres procédés. Il ne faut pas perdre de vue que, pour atteindre le but désiré, la substance doit non-seulement désinfecter, mais en même temps détruire les ferments vivants, si l'on ne veut pas s'exposer à provoquer de grands malheurs. Ce moyen existe. J'ai même recommandé son emploi dans ces circonstances, il y a bientôt six ans : c'est l'*acide phénique*. J'ai démontré par d'assez nombreuses expériences que ce corps, de même que la benzine, l'aniline et le goudron de houille (ce dernier les fournit tous), ne désinfecte pas par une action chimique, puisqu'il n'agit pas sur les corps qui résultent de la putréfaction. C'est en tuant les ferments qu'il fait disparaître du même coup la putréfaction et ses produits. C'est pourquoi cet acide l'arrête brusquement, parce que, leur mort étant subite, tous les phénomènes cessent avec elle et ne se reproduisent pas, même en plein air, à la température la plus favorable, en présence de ces substances. *En voici la raison :* l'oxygène, sous l'influence solaire et de l'électricité atmosphérique, peut oxyder quelques substances organiques, mais le phénomène de la putréfaction, dont le résultat final est la destruction de la matière organisée, ne peut s'accomplir, à la température ambiante, sans la vie des infusoires (1).

L'acide phénique n'est pas seulement précieux à cause des propriétés que je viens de faire connaître, il coûte maintenant bon marché et une dose impondérable suffit pour tuer un certain nombre de microzoaires et de microphytes. Comme il est volatil, cette propriété lui permet de faire mourir les microzoaires et les microphytes sur le cadavre et dans l'air qui l'entoure.

---

(1) J'espère pouvoir démontrer prochainement que le rôle des microphytes est essentiellement différent, dans les fermentations spontanées, de celui des microzoaires. C'est à ces derniers que me paraît incomber le rôle de la destruction de la matière organisée.

*Mode d'emploi de l'acide phénique pour la purification
des corps et empêcher la putréfaction avant l'inhumation.*

Pour atteindre ce but, je conseillai, dès 1863, de
faire des ablutions sur toutes les parties du cadavre sans
essuyer, avec de l'eau phéniquée saturée, c'est-à-dire
contenant cinq pour cent d'acide cristallisé. Je recommandai d'introduire quelques cuillerées de ce liquide
dans le tube digestif par ses ouvertures naturelles. On
pourrait aussi en imprégner la bouche et les fosses na-
sales. Je recommandai en outre de placer sur le lit du
mort, sous le corps, un drap ployé en six ou huit dou-
bles, imbibé de ce liquide, pour recevoir les matières qui
s'échappent des réservoirs. A l'aide de ces moyens la
désinfection peut être complète pour quelque temps.

Dans un autre article de mon livre, comme nous le
verrons plus loin, me proposant d'empêcher la putréfaction dans les cimetières, je proposai d'enduire l'intérieur
du cercueil d'une couche de goudron de houille et d'injecter par les artères un composé antiputride. Si mon
système d'assainissement des cimetières était adopté, il
suffirait pour purifier le cadavre, et l'emploi d'aucun
autre moyen ne serait nécessaire. Le transport des corps
s'effectuerait sans danger pour la population ; mais, en
supposant qu'il ne le soit pas, tout ce que je viens de
dire (ablution générale, drap en alèze imbibé d'eau phéniquée et enduit de l'intérieur du cercueil), excepté l'injection par les artères, pourrait être employé avec beaucoup plus d'avantage que les poudres dont on a fait usage
jusqu'à ce jour.

D'autres expériences que j'ai faites depuis ces publications, me conduisent à proposer un léger perfectionnement à l'emploi de ces moyens. D'abord, ce serait de placer au fond du cercueil une couche d'étoupes ou de sciure de bois pour absorber les liquides qui, comme je l'ai dit, s'échappent des cadavres, passent à travers la bière et tombent sur le sol. Ensuite, d'ajouter à l'eau phéniquée cinq pour cent d'acide tartrique. Ma préparation serait ainsi composée :

Prenez : Eau de fontaine. . . . . . . un litre.
Acide phénique cristallisé du commerce . . . . . . } 50 grammes.
Acide tartrique. . . . . . 50 grammes
Dissolvez.

Voici les raisons qui m'ont conduit à faire cette modification.

Dans des expériences nombreuses, j'ai reconnu que les acides minéraux et végétaux les plus employés, tuént les microzoaires à de très-faibles doses, tandis qu'ils favorisent le développement des microphytes dont le rôle est bien différent des animalcules. Ces faits m'ont permis d'expliquer comment ces acides agissent en empêchant la putréfaction. Je conserve depuis trois ans de la chair musculaire dans de l'eau contenant seulement un pour cent d'un de ces acides. Elle ne s'est pas putréfiée et il n'y existe pas de microzoaires.

L'acide phénique possède une propriété très-importante pour détruire les miasmes, c'est d'être volatil. Il se répand naturellement dans l'atmosphère où il les tue; mais, par les chaleurs de l'été, cette importante propriété offre un inconvénient. La température élevée peut enlever assez rapidement cet acide aux corps en le disséminant dans l'atmosphère. Bien que le délai qui s'écoule entre le décès et l'inhumation soit très-court et insuffisant pour permettre à tout l'acide phénique de se volatiliser ; malgré cela, par excès de prudence, j'ai cru devoir y ajouter de l'acide tartrique dont l'action antiputride est énergique.

J'ai préféré cet acide à ceux fournis par le règne minéral, parce que les uns sont trop chers et que ceux fournis à bon marché par le commerce (sulfurique, azotique, chlorhydrique) exercent une action sur les tissus et ne sont pas sans inconvénients pour l'acide phénique. L'acide oxalique, si énergique, ne se dissout que dans huit parties d'eau ; pendant les chaleurs, celle-ci s'évaporant, l'acide cristalliserait et, dans ce cas, il n'exercerait qu'une bien faible action. J'ai préféré l'acide tartrique, parce qu'il n'est pas très-cher et qu'il se dissout dans parties égales d'eau bouillante. Avec lui, l'inconvénient qu'offre l'acide oxalique n'est pas à craindre.

Je ne puis rapporter ici les expériences nombreuses que j'ai faites et publiées depuis huit ans pour démontrer l'action désinfectante et anti-putride du goudron de houille, de l'acide phénique, de la benzine et de l'aniline. Qu'il me suffise de dire que j'ai conservé pendant huit mois, à l'état frais, de la viande de boucherie dans un vase hermétiquement bouché dont l'intérieur avait été enduit, à l'aide d'un pinceau, d'une couche mince d'acide phénique. Cette viande lavée a été cuite avec des choux et mangée par plusieurs personnes. Des œufs dissous dans l'eau sont certainement une des substances animales les plus faciles à se putréfier. Placés dans les mêmes conditions, ils se sont conservés pendant plusieurs mois dans un grand bocal rempli d'air, sans présenter le moindre caractère de la putréfaction. Des expériences comparatives faites avec le goudron de houille et la benzine, employés de la même manière, ont donné les mêmes résultats.

Des viandes de la Plata ont pu être importées en Angleterre et en France, conservées à l'état frais par centaines de balles, dans les entrepôts, et être livrées ensuite à la consommation. Un peu d'acide phénique répandu sur la viande et une toile goudronnée enveloppant le tout, ont suffi pour obtenir ce résultat. (Voir pour plus de détails mon livre sur l'acide phénique, 2ᵉ édition).

Poudres désinfectantes composées avec des substances absorbantes et du goudron, ou avec ses composants.

Toutes ces poudres possèdent des propriétés désinfectantes et anti-putrides.

M. le Dʳ Bayard me paraît être le premier, en France, qui ait employé, pour désinfecter, une poudre composée de plâtre, d'argile, de sulfate de fer et de goudron de houille. Il fut couronné, en 1844, par la Société d'encouragement, pour les applications qu'il en avait faites. Cette poudre me paraît avoir servi de modèle à toutes celles qui ont été proposées depuis.

M. Mac-Dougall, chimiste, a pris une patente il y a une douzaine d'années pour une poudre désinfectante préparée avec du phénate de chaux et du sulfite de magnésie. Cette préparation est employée sur une grande échelle en Angleterre. Il y a quelques années, MM. Grainger et Holland, deux autorités sanitaires des pompes funèbres en Angleterre, ont proposé d'appliquer cette poudre aux inhumations. (De Freycinet.)

Le 12 juillet 1858, M. Bobeuf prit un brevet pour l'exploitation d'une poudre composée de sciure de bois, de phénate de soude ou d'huile lourde de houille, qu'il proposa d'introduire dans les cercueils pour désinfecter les cadavres.

Dans mon livre sur l'acide phénique, j'ai démontré que la potasse et la soude nuisent à la propriété désinfectante de l'acide phénique en absorbant l'hydrogène sulfuré avec lequel ils forment des composés infects. De plus, en raison de la grande instabilité des phénates de potasse ou de soude, les acalis s'en séparent facilement et décomposent les tissus. L'acide phénique leur est bien préférable.

M. Corne a pris, à la même époque, un brevet pour une poudre composée de plâtre et de goudron de houille, en quantité précise, que M. le Dr Demeaux a employée pour désinfecter les plaies.

Le Dr Cabannes a conseillé, en 1859, de remplacer le plâtre par le talc, la farine de lin, de blé, etc., qui sont plus faciles à employer que le plâtre ; celui-ci, en présence de l'eau, se solidifie et forme des plâtras.

MM. Adrian et Mayet, pharmaciens, ont proposé, dans ces derniers temps, l'emploi d'une poudre composée de sciure de bois blanc et de goudron végétal pour laquelle ils se sont fait breveter.

Le goudron végétal possède des propriétés désinfectantes et anti-putrides, mais à un moindre degré que celui obtenu de la houille. C'est ce qui a fait donner la préférence à ce dernier depuis environ trente ans, par les marines anglaise, française, hollandaise et autres, pour la conservation des bois, agrès, etc.

M. Vafflard, que l'ouverture du cimetière de **Méry** préoccupe beaucoup, au point de vue du service des pompes funèbres, a fait des essais avec une poudre composée de sciure de bois et d'acide phénique, qu'il nomme *mixture phéniquée*. D'après tout ce que j'ai dit précédemment sur l'acide phénique et l'insuffisance des poudres de tan et de charbon ; de sciure de bois et de sulfate de fer ou de zinc, nul doute qu'elle ne leur soit préférable.

Si l'on adopte les moyens que j'ai proposés, on pourrait l'employer à la place de la sciure de bois, puisqu'elle ajouterait encore son action à celle des autres moyens.

M. Vafflard a offert à M. le Préfet de fournir gratuitement cette poudre « dans tous les convois pour les-« quels il est fait usage de cercueils en bois blanc. « J'offre en outre, dit il, de ne percevoir facultativement « le prix de cette mixture que chez les familles qui « commanderont des cercueils en chêne, tout en les « laissant libres d'employer tout autre agent préservatif « approuvé par le conseil de la salubrité. » (Lettre à M. le Préfet, 3 décembre 1868.)

D'après M. Vafflard, son engagement le conduirait à fournir gratuitement, chaque année, près de 36 000 doses de mixture. En présence d'une pareille offre, je me demande ce qui pourrait empêcher de l'accepter, d'autant plus que le moyen proposé par lui est bien plus efficace que ceux recommandés jusqu'à ce jour par la Préfecture et dont j'ai démontré précédemment l'insuffisance.

Assainissement des cimetières.

En France, peu de choses ont été tentées dans cette voie. On suit la vieille coutume. Les corps sont placés dans un cercueil en bois (peuplier, sapin, chêne), simple ou doublé d'un cercueil en plomb.

Dans les cimetières des cours d'eau ont été détournés et, dans des cas extrêmes, on a employé la chaux vive. Mais, comme moyen préventif, je ne sache pas qu'aucun procédé ait été employé d'une manière générale pour essayer de les assainir.

En Angleterre, au contraire, plusieurs tentatives ont été faites dans cette voie. Dans des cimetières de Londres que l'on avait été forcé d'abandonner à cause de leur insalubrité, on a fait battre fortement la terre, puis on y a semé du gazon. Nous verrons dans un instant le rôle important que peut jouer la végétation dans l'assainissement des cimetières. J'ai fait connaître, à propos de l'emploi de la poudre de tan et de charbon, l'essai infructueux que l'on y a fait de cette dernière substance. Dans ce même pays, on a imaginé de faire des cercueils, dits sanitaires, que l'on fabrique avec de la tôle galvanisée. Ils sont patentés par M. Smith, et leur usage est assez répandu aujourd'hui. Ils sont pourvus sur le couvercle d'une ouverture vitrée correspondant à la face du mort et d'un petit tube débouchant à l'intérieur dans une boîte à jour remplie de charbon et de poudre désinfectante. Les gaz provenant de la décomposition passent à travers la boîte dans laquelle ils doivent se purifier avant de se répandre dans l'atmosphère. De cette manière, le cadavre peut être conservé pendant plusieurs jours sans que l'on soit privé de voir son visage. (De Freycinet.)

On comprend que ces cercueils aient été adoptés par les familles anglaises qui peuvent garder les corps pendant assez longtemps dans leurs familles. Il n'est pas rare de voir des inhumations ne se faire que dix et même quinze jours après le décès. Ces cercueils ont été inventés principalement pour remédier aux inconvénients qui en résultaient. D'après les règlements qui régissent les inhumations chez nous, leur emploi ne présenterait aucun avantage.

A l'Exposition universelle on a pu voir les cercueils en zinc de MM. Beschorner et Cᵉ, de Vienne (Autriche).

Il y a environ cinquante ans que M. Thouzery a proposé l'emploi de cercueils en cristal, en verre (1), en porcelaine ou en terre cuite.

MM. Laclanche-Joly ont proposé des cercueils en tôle galvanisée, mais plus simples que ceux de M. Smith.

M. Toussaint a proposé d'appliquer aux cercueils en bois un enduit bitumineux, et M. Clemandot remplace ce bitume par un papier métallique et par un autre enduit noir qu'il applique à froid.

J'ai parlé précédemment des cercueils en plomb (p. 30). J'ai expliqué comment la putréfaction s'y comporte, ainsi que la manière dont le métal se troue en s'oxydant et donne tout d'un coup passage aux vapeurs méphitiques. Ces cercueils sont presque toujours déposés dans des caveaux, par conséquent dans des endroits

---

(1) Les Éthiopiens déposaient une partie de leurs morts dans des colonnes de verre qui devenaient de véritables sarcophages.

où les métaux s'altèrent moins facilement que dans le sol. Mais les cercueils en zinc ou en tôle galvanisée, soumis dans la terre à l'action des gaz putrides et à celle des eaux pluviales chargées de différents corps, ne résisteraient pas longtemps à l'oxydation. Des ouver-tures se formeraient et la putréfaction, ralentie pendant quelque temps, suivrait ensuite ses phases habituelles.

Toutes ces tentatives, il faut le dire, n'atteignent pas le but que se proposent leurs auteurs. La cause du danger, comme je n'ai cessé de le répéter dans le cours de ce travail, est dans la putréfaction. C'est cette cause ou les ferments qu'il faut s'attacher à détruire, puisque l'oxygène de l'air est impuissant lorsque les ferments sont morts.

Culture des végétaux dans les cimetières pour assainir leur sol et leur atmosphère.

Les végétaux sont un moyen d'assainir le sol et l'air des cimetières, mais à la condition de ne pas y cultiver de grandes espèces qui gêneraient le renouvellement de l'air.

On sait depuis longtemps que par leurs racines et par leurs feuilles ils absorbent les produits de la putréfac-tion. Sous l'influence solaire ils décomposent l'acide carbonique, s'assimilent le carbone et fournissent de l'oxygène à l'atmosphère.

Dans un travail que j'ai lu à l'Académie des sciences, le 12 octobre dernier (1), j'ai rapporté des faits qui me

____

(1) Recherches sur le rôle des infusoires. V. *Gazette médicale,* 24 octobre.

paraissent établir que les végétaux s'assimilent les corps reproducteurs des microzoaires (animalcules) et des microphytes (algues, champignons) qui jouent le rôle de ferments.

Les végétaux ne se borneraient donc pas seulement à absorber les gaz fournis par la putréfaction et à rendre de l'oxygène à l'atmosphère. En s'assimilant les ferments vivants, ils rendent un service beaucoup plus grand qu'on ne le pensait, puisqu'ils détruisent la cause principale des maladies produites par les émanations méphitiques.

J'arrive maintenant au système d'assainissement des cimetières que nous avons proposé avec le professeur Gratiolet en 1863. Il est décrit dans mon livre sur l'acide phénique (v. p. 262, 1re édition). Je vais en extraire les principaux passages.

Embaumement général.

« La question des cimetières de Paris préoccupe beaucoup l'autorité. Plusieurs projets ont été examinés. Si je suis bien renseigné, il serait question de les placer à de grandes distances de Paris. »

« La loi exige que le même endroit ne puisse servir à de nouvelles inhumations qu'après un laps de cinq ans. Cette limite de cinq années a pour but de permettre à la putréfaction des cadavres d'être complète. Ainsi, d'après cette habitude, qu'une loi régit, il résulte que nous demandons à la pourriture ce que certains peuples

barbares demandent à la crémation (1). Il y a cette diffé
férence entre ces deux modes usités, que celui de ces peuples fait disparaître instantanément toute cause d'insalubrité, tandis que le nôtre offre tous les inconvénienls
graves signalés par moi précédemment. »

« La crémation a des partisans. Mais appliquée au
moment où se font les inhumations, elle serait, je pense,
difficilement acceptée par les peuples chez lesquels l'inhumation est en usage. Il serait trop pénible de voir
brûler les corps d'êtres que nous avons chéris. La mère
qui veille auprès du cadavre de son enfant, le fils qui
prie auprès de celui de sa mère, sont heureux de con-
templer ces restes si chers jusqu'au moment où le cercueil leur dérobe leurs traits pour toujours. En leur
adressant un suprême adieu, il leur semble qu'ils ne
sont qu'endormis! Ce serait à ce moment qu'on vien-
drait les prendre pour les réduire en cendres! Non! ces
corps que la vie vient à peine de quitter doivent être
respectés et inhumés comme la religion, le respect des
familles et la morale le commandent.

« Des expériences que j'ai faites au muséum de Paris,
avec mon meilleur ami, le professeur Gratiolet, enlevé

____

(1) La crémation a été usitée par les Hébreux et par les Romains.
Chez ces derniers les morts étaient indifféremment inhumés ou
consumés par le bûcher. Dans les premiers temps de l'Eglise, on
brûlait le corps des grands. D'après Kempfer, les Japonais brûlent
les grands personnages. L'inhumation est le mode de sépulture
du peuple. Les Siamois et les grands de l'île de Ceylan sont aussi
brûlés après leur mort.
Les historiens ne sont pas d'accord sur le motif qui a conduit
les anciens peuples à brûler les cadavres. Les uns pensent que
c'était pour éviter la profanation des tombeaux par leurs enne-
mis; d'autres l'attribuent à l'idée de l'immortalité; enfin d'autres
pensent que le feu purifiant tout, les anciens avaient pour but de
débarrasser l'âme des souillures dont elle a pu être salie.

si tôt à la science, qui pleure sa perte prématurée, nous ont fait concevoir un projet d'inhumation et de crémation pour remédier à l'insalubrité des cimetières, et qui ne blesserait en rien les sentiments de respect dû aux corps. »

« Voici d'après quels faits seraient basées les nouvelles mesures que nous proposons pour l'assainissement des cimetières. C'est sur la propriété désinfectante et anti-putride du coaltar (goudron de houille) et de l'acide phénique. Des centaines d'expériences ont mis hors de doute ces propriétés. Mais pour le cas particulier dont je m'occupe, il est bon de faire connaître quelques-unes de ces expériences pour en faire juger la grande importance. »

« Des animaux entiers, en état de putréfaction avancée, ont été injectés par les artères avec de la teinture de coaltar. Leur désinfection immédiate en a été la conséquence, et leurs cadavres, abandonnés à l'air libre, se sont promptement desséchés; les moisissures qu'ils présentaient ont été détruites. Les plumes (aigle) et les poils qui commençaient à tomber, ont repris de la solidité.

« D'autres expériences furent faites avec de l'eau phénique saturée et donnèrent à peu près les mêmes résultats; seulement avec cette eau la conservation n'est que temporaire à cause de la volatilité de cet acide. Aujourd'hui plus de cinq ans se sont écoulés, et les animaux qui ont été injectés avec la teinture de coaltar, malgré leur exposition à l'air, ne présentent pas d'altération putride »

« Ces expériences établissent que la putréfaction des cadavres peut être détruite lorsqu'elle existe à un degré

avancé, et être empêchée de se reproduire, même à
l'air libre, par une seule injection par les artères des
substances que je viens de nommer. »

« Nous proposons donc d'avoir recours à ce moyen
pour empêcher la putréfaction des cadavres. Cette injection anti-putride permettrait de réunir dans un même
terrain une quantité considérable de corps, puisqu'avec
elle le danger de la putréfaction n'est plus à craindre.
Économie de terrain, salubrité des cimetières et du sol
des communes, conservation des corps à la piété des
familles, tels seraient les avantages que présenterait cet
embaumement général. »

« Dans tous les pays civilisés, la loi protége la vie des
individus. La science permettrait de leur continuer cette
protection après la mort, en empêchant la décomposition de leur cadavre. Les parents seraient heureux de
savoir que les restes des êtres qu'ils ont aimés ne sont
pas voués à la pourriture. »

« Mais on pourra dire qu'en empêchant la décomposition des corps, si nous assainissons les cimetières, nous
encombrons leur terrain ; cela est vrai ; je vais de suite
donner le moyen d'y remédier. »

« J'ai dit qu'après cinq ans d'inhumation la loi auto-
rise à reprendre le terrain pour y mettre de nouveaux
corps. J'ai aussi dit que ce délai de cinq ans avait pour
but de permettre à la fermentation putride de détruire
complètement le cadavre. Eh bien, je le demande, ne
serait-il pas plus noble de demander à la crémation, à
l'expiration de ces cinq années, ce que l'on demande
aujourd'hui à la pourriture? La crémation faite dans ces
conditions n'a plus rien de répugnant. Je suis persuadé

que tout le monde l'accepterait, et une grande question d'hygiène publique serait résolue. »

« Nous nous sommes assurés au Muséum, par des expériences variées, que l'acide phénique et les phénates employés en injection ne conservent que temporairement les cadavres, cela tient à la volatilité très-grande de cet acide. On sait que les phénates se décomposent très-facilement à l'air. A cet inconvénient s'ajoute l'action décomposante de la potasse ou de la soude sur les tissus. Le coaltar n'a pas les mêmes inconvénients. C'est à lui que nous donnons la préférence.

« M. le docteur Bonanoy conservait (à cette époque) sans décomposition. depuis neuf ans, un cadavre injecté avec le coaltar (goudron de houille). »

Mode d'emploi et prix de revient de notre embaumement
général.

« Le maniement difficile de cette substance poisseuse nous a fait rechercher un moyen économique de la fluidifier sans nuire à ses propriétés. Nous faisons un mélange d'une partie de goudron de houille (coaltar) avec trois parties d'huile lourde de houille (1), et nous injectons ce liquide par les artères. Nous enduisons l'intérieur de la bière avec du coaltar pur. Indépendamment de leurs propriétés anti-putrides, ces substances possèdent celle d'être très-combustibles. Elles faciliteraient donc l'incinération du corps lorsqu'on voudrait reprendre les terrains.

---

(1) L'huile lourde de houille possède des propriétés désinfectantes et anti-putrides énergiques.

« Le coaltar et l'huile lourde de houille coûtent environ dix centimes le kilogramme. Pour injecter le corps d'un individu adulte de taille moyenne, il faut cinq à six litres de liquide. En tenant compte des enfants, ce serait trois à quatre litres par individu, soit environ 40 centimes de coaltar et d'huile lourde pour chaque corps. En ajoutant cinq centimes pour le coaltar employé pour enduire l'intérieur de la bière, on arrive à une dépense de 45 centimes pour un embaumement.

« Exécution. — Aujourd'hui, à Paris, les vérifications des décès se font dans chaque arrondissement par quatre docteurs-médecins. Leur nombre est si peu considérable en temps ordinaire que ces quatre docteurs pourraient être très-facilement chargés de surveiller cette opération, qui durerait environ une demi-heure. Un homme serait attaché à chaque mairie pour faire ces injections (1). Dans les villages et dans les petites villes, le bedeau, qui est ordinairement le fossoyeur, pourrait faire l'injection conservatrice.

« La dépense et l'exécution ne seraient donc pas un obstacle pour qu'une mesure générale aussi importante soit adoptée. Les municipalités pourraient rentrer dans le peu de frais que nécessiterait l'embaumement des indigents en prélevant un droit rémunérateur sur les classes aisées.

« Je viens de démontrer la possibilité d'empêcher la putréfaction dans les cimetières par un moyen si simple

---

(1) Dans les amphithéâtres d'anatomie ce sont des domestiques qui injectent les cadavres. Ils deviennent très-rapidement habiles à faire cette opération.

et si peu coûteux que j'espère qu'il sera adopté un jour et appliqué d'une manière générale.

« Ce procédé aurait encore quelques autres avantages. Très-souvent des questions d'argent ne permettent pas aux familles d'acheter un terrain. Ils sont forcés d'avoir recours à la fosse commune, où le corps est rapidement consumé.

« L'embaumement général permettrait aux familles, qui le désireraient, de faire exhumer le corps de leur parent et de l'inhumer dans un terrain particulier.

« Les cendres de ceux qui seraient brûlés pourraient être rendues aux familles qui en feraient la demande. »

Tel est le système d'assainissement des cimetières que j'ai proposé.

Plusieurs savants l'ont approuvé. Le livre où il est exposé (*de l'acide phénique*) a été couronné par l'Académie des Sciences. M. de Freycinet, ingénieur des mines, chargé par M. le Ministre de l'agriculture, du commerce et des travaux publics d'étudier les progrès réalisés sur l'assainissement industriel et municipal en France et à l'étranger, a reproduit ce projet dans son rapport de 1866 en disant à Son Excellence : *qu'il méritait qu'on l'examinât avec intérêt* (p. 240).

A la session dernière du Corps législatif, un député s'était fait inscrire pour parler sur la question des cimetières. Il avait pris des renseignements sur ce sujet auprès d'un professeur de la Faculté de médecine qui l'engagea à lire mon livre et à en causer avec moi, ce qu'il fit. La discussion ayant été close avant que son tour de parole fût venu, il ne put faire ce qu'il désirait. Je ne crois pas être indiscret en disant qu'il se proposait d'invoquer mes recherches et notre projet pour soutenir que les cimetières pourraient être maintenus à la porte de Paris sans danger pour la population. Il avait aussi l'intention de demander qu'avant de décider la question du cimetière de Méry on mît au concours celle de leur assainissement.

Ces approbations, jointes à l'émotion produite dans toutes les classes de la société parisienne par le projet d'enterrer les morts de Paris à Méry-sur-Oise, m'ont engagé à publier cette brochure. En traitant la question au point de vue scientifique je me suis placé sur un terrain neutre. De cette manière j'ai pu essayer d'éclairer le public sur la question difficile de l'ouverture des cimetières, et en même temps être utile à l'administration municipale.

JULES LEMAIRE.

Paris, le 5 janvier 1869.

TABLE DES MATIÈRES.

Paris. — Typographie Gaittet, rue du Jardinet, 1.

www.ingramcontent.com/pod-product-compliance
Lightning Source LLC
LaVergne TN
LVHW021042050726
842519LV00003B/967